Dr Alfred CHAUDRON
de la Faculté de Médecine
de l'Université de Nancy

DES INJECTIONS

DE VASELINE ET PARAFFINE

DANS LA PROTHÈSE OCULAIRE

NANCY
IMPRIMERIE NANCÉIENNE
15, rue de la Pépinière
—
1902

Dr Alfred CHAUDRON

de la Faculté de Médecine

de l'Université de Nancy

DES INJECTIONS

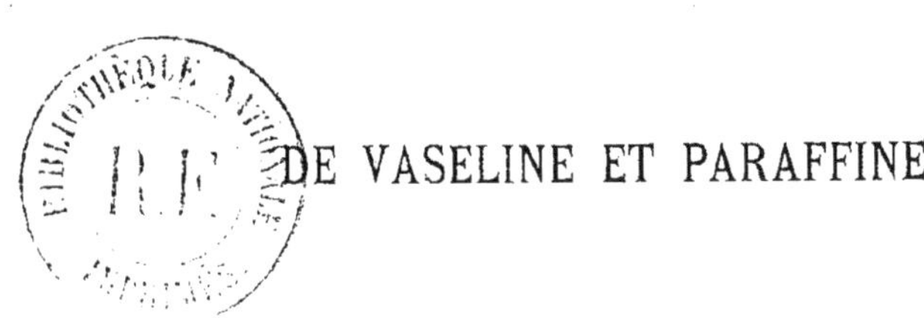

DE VASELINE ET PARAFFINE

DANS LA PROTHÈSE OCULAIRE

NANCY

IMPRIMERIE NANCÉIENNE

15, rue de la Pépinière

—

1902

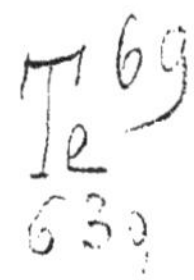

INTRODUCTION

Tous les chirurgiens savent qu'après l'énucléation, la prothèse oculaire ne donne que de maigres résultats. Le plus souvent, pour ne pas dire toujours, il existe une difformité choquante même après l'application de l'œil artificiel. La paupière supérieure n'étant plus tendue par la saillie du globe oculaire dessine un enfoncement très disgracieux sous l'arcade sourcilière. Pour y remédier, on a essayé depuis 1885 des greffes oculaires organiques et inorganiques de toutes sortes. Les résultats obtenus n'ont pas été merveilleux. En janvier 1901, peu après la publication d'un travail de Gersuny, de Vienne, sur l'inclusion de vaseline dans les tissus, M. Rohmer, de Nancy, songea à faire de ces inclusions un nouveau moyen de prothèse oculaire ; il fit des injections de vaseline dans le moignon.

C'est au cours du semestre d'externat passé au service de M. le professeur Rohmer que nous eûmes l'occasion de voir pratiquer par notre maître un grand nombre d'injections de vaseline, dans le but de remédier au faible volume du moignon provenant de l'énucléation. La nouveauté du sujet et les heureux résultats qu'obtint M. Rohmer, nous décidèrent à faire de cette question le sujet de notre thèse inaugurale.

Notre travail comprendra plusieurs parties. Après

avoir traité l'historique de la prothèse oculaire dans un premier chapitre, nous parlerons de la technique opératoire dans une deuxième partie. Les observations feront l'objet du troisième chapitre. Dans le quatrième nous décrirons les résultats opératoires obtenus. Le cinquième sera réservé aux complications opératoires. L'expérimentation sera relatée au chapitre sixième. Nous terminerons par quelques conclusions.

Mais, avant de traiter notre sujet, il nous reste un devoir à remplir. M. Rohmer a bien voulu accepter la présidence de notre thèse il nous a fait grand honneur, Nous lui sommes profondément reconnaissant des marques d'intérêt dont il a toujours fait preuve à notre égard, pendant les deux années passées à sa clinique ; il ne nous a pas ménagé ses conseils pour la rédaction de ce travail, nous l'en remercions bien vivement.

M. le professeur Gross, dont nous avons eu l'honneur d'être l'externe, a guidé nos premiers pas dans l'étude de la chirurgie. Nous tenons à lui exprimer ici notre respectueuse reconnaissance. Nous n'oublierons pas les savantes leçons de M. le professeur Bernheim, ni les marques d'intérêt qu'il nous a témoignées pendant le temps que nous avons passé dans son service comme externe, nous l'en remercions très sincèrement.

Nous remercions aussi MM. les professeurs agrégés Parisot, Haushalter et André, pour les soins qu'ils ont pris à nous apprendre les maladies des vieillards, celles de l'enfance et la pathologie des voies urinaires.

Merci à notre ami le Dr Ch. Garnier, dont les connaissances histologiques nous ont été d'un précieux concours pour notre étude expérimentale.

CHAPITRE Ier

Historique.

Tous les auteurs s'accordent à faire remonter la prothèse oculaire aux temps les plus reculés. On aurait vu des yeux artificiels sur des statues antiques ; on prétendrait même avoir trouvé des momies égyptiennes portant des yeux artificiels.

C'est Ambroise Paré (1) qui, le premier, donna en 1582, dans son *Traité de chirurgie,* le dessin d'un œil artificiel. Les pièces artificielles dont il parle étaient en or ou en cuivre.

Hieronymus Fabricius, en 1613, nous apprend que l'œil artificiel est très répandu de son temps. On le faisait alors en verre ou en faïence.

Ce n'est qu'au commencement du dix-huitième siècle que l'œil d'émail fut pour la première fois fabriqué en France et préféré aux autres.

Depuis cette époque, l'œil artificiel fut la seule prothèse oculaire en honneur. Cet œil tenait plus ou moins bien, suivant le volume du moignon. On ne s'occupa point de corriger le pli palpébral si disgracieux que l'on observe à la paupière supérieure et ce n'est qu'en 1885 que le Dr Chibret (2), de Clermont-Ferrand, voulant perfectionner la prothèse oculaire, fit la première tentative de greffe oculaire chez une jeune fille atteinte de staphylome total.

Il lui énucléa l'œil et le remplaça par l'œil d'un lapin énucléé au moment de l'opération. Dix jours après, la cornée était redevenue sensible, on croyait à un succès complet quand l'œil se perfora et se vida. Plus tard même le moignon devint douloureux et l'on crut à des phénomènes sympathiques.

A la suite de la publication de cette observation, M. Rohmer (3), à Nancy, fit de nouvelles tentatives. L'œil d'un lapin et l'œil d'un chien furent greffés successivement. L'opération fut exécutée de la même façon que celle du Dr Chibret; les résultats furent les mêmes, et la sensation aboutit à une nécrose de la cornée, tandis que la coque de l'œil greffé et vidé restait adhérente dans les tissus.

Bradfort (4), de Boston, aurait été plus heureux dans ses essais de greffe oculaire. Il se servit également de l'œil du lapin, mais il modifia le procédé opératoire dans une large mesure. Bradfort chercha à aboucher directement le nerf optique de l'œil qu'il voulait greffer à celui du sujet opéré. Pour ce faire, il passa d'abord une anse de fil dans le nerf optique sectionné du patient, puis dans le nerf de l'œil qu'il transplantait. Les deux nerfs optiques affrontés, un nœud coulant permettait de serrer la suture. Bradfort prit en outre la précaution de fixer les quatre muscles droits sectionnés de l'opéré au tissu episcléral de l'œil du lapin. Ainsi il augmentait les chances de fixation de l'œil transplanté. Le résultat fut excellent et l'observation arrêtée au dix-huitième jour, nous apprend que la cornée est restée transparente, que l'on aperçoit même l'iris. Deux mois et demi après, le Dr Bradfort écrivait à M. Terrier : « Le globe est de volume et de tension normaux ; à la partie externe de la cornée, existe une cicatrice due à un ulcère occupant le sixième de sa surface environ, la conjonction est normale, l'iris un peu trouble passablement dilaté et se contractant par l'influence de la lumière. Le corps vitré offre quelques opacités, le nerf est peu distinct. Les mouvements du globe s'exécutent très bien et dans toutes les directions ». Cette tentative, depuis lors, ne fut pas renouvelée, et l'on ne sait s'il faut enregistrer là un succès réel ou imaginaire. D'ailleurs, les insuccès sont la règle, les succès font l'exception. Après Bradfort, Pierd'houy, en 1886, a essayé sans résultat une greffe avec suture du nerf optique au catgut.

Duci, dans ses tentatives de greffe oculaire éprouva un échec complet. Denti essaya par sept opérations d'obtenir un résultat, ce fut en vain. May (5) ne fut pas plus heureux.

Devant cet insuccès, et désireux de se rendre compte de ce que devenait un œil greffé, MM. Baraban (12) et Rohmer eurent l'idée d'implanter des yeux dans le péritoine du cobaye. Ces yeux greffés dans leur totalité, malgré une adhérence anatomique satisfaisante avec les tissus voisins, subissent une atrophie progressive dans toutes leurs parties. Les cônes et les bâtonnets sont les premiers altérés et après dix-huit heures, n'existent plus qu'à l'état de débris hyalins. Le cristallin se dissocie par couches périphériques, puis finit par subir la transformation calcaire ; le corps vitré se résorbe et si les enveloppes connectives de l'œil conservent leur intégrité, il n'en est pas de même de l'épithélium cornéen qui s'altère d'abord pour reprendre ensuite sa vitalité.

En somme, même en implantant un œil dans un péritoine, l'œil s'atrophie.

Tous ces essais de greffe oculaire par l'œil d'un autre animal n'ont donné aucun résultat vraiment utile pour la pratique. Nous noterons cependant l'observation de Rampoldi (6) et de Favavelli. A la suite d'une luxation de l'œil, le nerf optique fut rompu. On replaça l'œil dans son orbite, le nerf se régénéra, le succès fut complet.

Ces greffes oculaires étaient faites sinon dans le but de rétablir la fonction visuelle tout au moins dans un but esthétique. Mais elles ont donné des mécomptes puisque l'œil greffé, outre que sa cornée se nécrose, subit encore une atrophie, il ne peut continuer à soutenir convenablement la paupière supérieure, et ce sillon cadavérique que l'on observe presque toujours à la suite d'une énucléation reparaît fatalement ; le but que l'on se proposait d'atteindre n'est pas obtenu. Or, bien souvent, il est d'une utilité incontestable d'arriver à faire disparaître ce sillon disgracieux. C'est une ouvrière de magasin qui ne trouverait pas à se placer ; c'est un domestique qui cherche en vain un emploi ; c'est un collégien qui se croit la risée de ses camarades et se figure être en but à leurs sarcasmes, etc. Voilà pourquoi l'on chercha, la greffe oculaire ne réussissant pas, à obtenir des moignons sur lesquels s'adapterait facilement l'œil artificiel et qui soutiendrait la paupière supérieure.

Dans ce but, Mules (7), de Manchester, proposa en

1884, après avoir pratiqué l'ablation du segment antérieur et fait l'évidement de l'œil, de substituer au contenu oculaire enlevé un globe de verre ou d'argent d'un volume calculé de façon à ce que les lèvres de la sclérotique puissent être réunies par une suture.

Cette idée, reprise par Verrey (8), de Lausanne, donna d'assez bons résultats. Voici la façon d'opérer de Verrey : 1° Il dissèque la conjonctive ; 2° il enlève la cornée en faisant deux lambeaux ; 3° il évide le contenu de l'œil ; 4° il fait un lavage de la coque oculaire avec un liquide antiseptique ; 5° il place le globe de verre ou le globe d'argent ; 6° il fait un double étage de sutures. Il suture d'abord la sclérotique, puis la conjonctive. Il obtint ainsi de nombreux succès.

Mais l'opération occasionnait des douleurs très vives pendant vingt-quatre heures, il s'ensuivait un œdème considérable d'une grande partie de la face. De plus on observait souvent de la panophtalmie, la coque scléroticale étant l'origine de la suppuration.

Aussi cette façon de constituer un moignon, après avoir eu une grande vogue près des Américains et des Anglais, est aujourd'hui abandonnée.

En 1887, Lang (9) proposa d'enlever l'œil par la méthode ordinaire, puis de mettre à sa place au milieu des parties molles et cruentées de l'orbite un globe de matière étrangère susceptible d'organisation ou de soudure avec les tissus. Il introduisait dans la conjonctive un globe creux en verre, en celluloïd ou en argent, puis il suturait la capsule par dessus.

Belt (10), de Washington imagina, d'implanter à la place de l'œil énucléé une éponge de forme sphérique

que l'on stérilisait au préalable, et d'une grosseur équivalente à celle des trois quarts du globe oculaire.

Il s'était inspiré d'un travail d'Hamilton (11), d'Edinbourg, dans lequel il parlait de « greffes d'éponges au sein de tissus vivants. » Les éponges s'organiseraient vers le dixième jour, au bout de cinq mois l'éponge serait complètement incorporée. Il y aurait néoformation de vaisseaux qui iraient en se ramifiant et les bourgeons charnus pousseraient dans les mailles de l'éponge. Le Dr Valude essaya également des greffes avec des éponges. Dans un cas l'éponge se ramollit sans amener toutefois de suppuration ; dans l'autre, l'éponge s'organisa, la greffe et le tissu vivant se confondirent en une masse homogène vascularisée. L'éponge était incorporée.

Le Dr Valude fit aussi des greffes avec du charbon. Mais le charbon ne contracta aucune adhérence avec les tissus.

Il chercha également à greffer dans l'orbite la tête du fémur d'un jeune chien, il n'obtint aucun résultat. Il recommença en faisant bouillir la tête de l'autre fémur du même chien, il eut deux noyaux l'un spongieux, l'autre cartilagineux. De ces deux noyaux greffés, le spongieux fut expulsé quelques jours après, le cartilagineux prit quelques adhérences avec la conjonctive, mais ces adhérences étaient très limitées.

Bourgeois, de Reims, pensant que les insuccès étaient dus à la difficulté d'aseptiser les éponges voulut les remplacer par une pelote de soie obtenue en enroulant du cordonnet de soie autour de brins de catgut, il obtint quelques bons résultats.

M. Rohmer (14), de son côté, répéta ce procédé, mais sur trois cas, il eut trois insuccès, la pelote de soie fut expulsée moins de quinze jours après.

Trousseau essaya aussi les greffes d'éponges, il employa non plus la suture en bourse, mais la suture à points séparés. Il eut de bons résultats analogues à ceux que donne l'exentération. Le moignon était mobile mais on n'obtenait pas encore par ce moyen l'harmonie et la symétrie des yeux, but que se proposait de rechercher la prothèse oculaire.

L'exentération, qui jusqu'alors semblait être le meilleur résultat obtenu après ablation partielle de l'œil, n'était pas suffisante. Le moignon de l'exentération ne suffisait pas à empêcher le pli palpébral. Il ne donnait pas non plus à l'œil tous les mouvements. Et puis bien souvent dans les cas de tumeur intraoculaire l'énucléation était obligatoire. Ce n'est donc pas l'exentération qui constitue la prothèse oculaire de choix.

En mars 1901, le Dr Lagrange, de Bordeaux, dans un travail original publié dans les *Annales d'oculistique*, traite de l' « Hétéroplastie orbitaire par la greffe d'un œil de lapin dans la capsule de Ténon ». Il réédite les greffes oculaires, mais par un procédé opératoire tout différent de celui employé jusque-là. Il enfouit l'œil tout entier dans la capsule de Tenon et suture au-devant de lui les muscles d'abord, la conjonctive ensuite et il pense que l'œil ainsi entouré prendra racine, vivra, et vaudra beaucoup mieux par la prothèse qu'un globe d'argent ou qu'une sphère d'éponge. Sur quatre opérations qu'il rapporte, il aurait eu trois tentatives heureuses. Il aurait échoué une fois pour s'être servi d'un globe de lapin trop volumineux ; peut-être aussi, avoue-t-il, pour quelque faute involontaire contre l'antisepsie.

Nous le voyons, les nouvelles prothèses oculaires, consistant en greffes oculaires organiques ou inorganiques laissaient encore bien à désirer, quand en décembre 1900, Gersuny, de Vienne, fit connaître ses résultats sur l'inclusion de vaseline dans les tissus. Sa méthode se base sur ce fait que les corps gras se liquéfiant par la chaleur et se solidifiant par refroidissement, sont capables d'être introduits dans les mailles des tissus dilatables et d'y rester en place à l'instar des corps inertes. A l'appui de sa méthode il confectionna des seins, des testicules, etc., en injectant de la vaseline dans les tissus sous-cutanés.

M. Rohmer (16), le premier pensa à appliquer cette méthode à la thérapeutique oculaire. Dans le courant de janvier 1901, il présenta à la Société de médecine de Nancy, un malade auquel il avait fait une injection de vaseline et dans la « Clinique ophtalmologique » du 25 février 1901 il fit connaître le résultat de ses essais qui sont très satisfaisants. Depuis lors, nous avons recueilli à son service 32 observations que l'on trouvera relatées dans le chapitre troisième. Le Dr Dianoux, de Nantes, qui essaya après M. Rohmer de confectionner des moignons en vaseline eut trois succès sur trois cas qu'il a publiés.

Pfannenstiel (17), de Breslau, ayant fait une injection de vaseline au pourtour du col vésical chez une femme atteinte d'incontinence d'urine, la malade eut une embolie pulmonaire. Il accusa la vaseline, mais, dit Gersuny, l'insuccès était dû à ce que l'injection avait été faite trop vite après l'opération (résection de l'urèthre) et à ce que l'injection avait été faite en pleine muqueuse. Cet insuccès ne refroidit pas le zèle des chercheurs.

Eckstein (17) assistant à la clinique du professeur Wolff, de Berlin, apporta vers la fin de l'année 1901 des modifications à la méthode des injections de vaseline recommandée par Gersuny.

Il chercha une paraffine à point de fusion supérieur à celui de la vaseline dont la solidification se fasse très rapidement. Ainsi la paraffine ne saurait déterminer d'embolie. La paraffine reste en place et n'est pas expulsée par la contraction des muscles. Des expériences sur des lapins montrèrent, en outre, que la résorption est nulle. Une capsule conjonctive se formant autour de la masse injectée empêcherait tout travail d'absorption.

Le Dr Brockaert (17), de Gand, eut l'occasion d'appliquer la méthode d'Eckstein à des malformations nasales, il obtint de bons résultats.

Depuis le 1er janvier 1902, M. Rohmer à son tour remplaça la vaseline de Gersuny par la paraffine d'Eckstein dans la confection des moignons oculaires. Les observations ne sont pas encore assez anciennes pour affirmer la supériorité de la méthode d'Eckstein.

CHAPITRE II

Technique opératoire

Le succès final dépendant surtout de la technique opératoire, il sera aisé de comprendre que nous nous arrêtions assez longuement sur ce chapitre, afin de bien préciser les différents points qui ont trait à l'exécution du procédé opératoire.

Gersuny avait déjà indiqué la manière de faire les injections de vaseline sous la peau de la face, du nez, du sein, au niveau de la voûte palatine, etc. ; mais l'on ne trouve nulle part d'indications utiles concernant ces injections au niveau de la conjonctive et destinées à constituer un moignon de soutien convenable pour l'œil artificiel.

C'est pourquoi nous allons décrire en détail la manière de faire, telle que nous l'avons vue faire à la clinique ophtalmologique de Nancy.

Une fois le moignon de l'énucléation cicatrisé, c'est-à-dire quinze jours à trois semaines environ après l'intervention chirurgicale, on fait l'injection de vaseline. Le procédé employé par M. le professeur Rohmer est des plus simples.

On se sert de vaseline stérilisée renfermée dans des tubes. Ces tubes, outre qu'ils sont d'un emploi facile, permettent de conserver la vaseline aseptique. Cette vaseline fond à une température voisine de 38°. Sa solidification se fait assez rapidement. Depuis trois mois, à la suite de la communication faite par le Dr Brockaert, de Gand, dans la « Clinique ophtalmologique » du 10 décembre 1901, au sujet de la paraffine d'Eckstein, M. Rohmer emploie un mélange de la vaseline fondant à 38° et de parafine fondant à 44°. On fait le mélange à parties égales. Dans ce cas le refroidissement se fait très vite, aussi est-il nécessaire de prendre certaines précautions pour que la lumière de la seringue ne se bouche pas.

On fait fondre soit la vaseline aseptique, soit le mélange de paraffine et de vaseline dans une capsule en porcelaine. On prolonge la fusion jusqu'à commencement d'ébullition, afin de stériliser le mélange, puis on remplit de ce liquide une seringue graduée en cristal de Luer qu'on a eu soin de désinfecter au préalable. L'aiguille doit être en platine. On chauffe légèrement la seringue pleine et l'aiguille. Pendant ce temps un aide a eu soin de faire la toilette antiseptique du champ opératoire, il a lavé au savon les paupières et l'arcade sourcilière, il a laissé couler un bon filet de cyanure de mercure au millième sur le moignon conjonctival, lequel a été anesthésié en y versant quelques gouttes d'une solution de chlorydrate de cocaïne.

L'injection se fait alors dans le moignon, pendant que l'aide écarte les paupières. Pour cela, on enfonce un peu brusquement l'aiguille perpendiculaire à la surface de la conjonctive, vers le centre de la cicatrice, à une profondeur d'un centimètre environ, et on pousse doucement le piston de la seringue jusqu'à ce qu'on ait injecté un ou deux centimètres cubes de vaseline ;

l'aiguille, au préalable, chauffée sur une lampe à alcool, doit être portée directement de la flamme dans la conjonctive. A défaut de cette précaution, la vaseline figée boucherait la lumière de l'aiguille. Quand on a injecté la quantité que l'on croit suffisante on retire l'aiguille et l'on se contente de mettre sur les paupières du sujet une compresse d'eau froide. D'habitude le malade n'éprouve aucune douleur, quelquefois il se plaint d'une sensation de brûlure, peu intense d'ailleurs, qui sera due à ce qu'on aura fait l'injection alors que le liquide était très chaud, mais que l'on calmera facilement en mettant quelques gouttes de cocaïne dans l'œil.

L'injection devra se faire sans à coups, d'une façon progressive. Il faudra s'arrêter quand on sentira une grande résistance.

Quelle dose faut-il injecter. M. Rohmer injecte de 1 à 3 centimètres cubes. Tout dépend du volume du moignon et de la profondeur de l'orbite. Chez les uns 1 centimètre cube suffit, chez d'autres il en faut 2 et 3, jamais on n'a dépassé 3 centimètres cubes. Il est préférable de n'injecter qu'un centimètre cube à la fois et de répéter deux ou trois fois s'il le faut, à 3 ou 4 jours d'intervalle. Il sera très rare de constater dans ces cas de la douleur ; la tension étant moins forte, on ne remarquera pas de gonflement des paupières.

En quel endroit du moignon doit-on faire l'injection ? Il n'y a pas de règle à suivre. Tout dépend de la forme du moignon. On la fait d'habitude dans la partie centrale en enfonçant l'aiguille d'environ un centimètre sous la conjonctive. Si la première fois on n'obtient pas un moignon régulier ni assez volumineux, et si l'œil est plus enfoncé d'un côté que de l'autre, on pratiquera une nouvelle injection du côté où l'on remarquera la défectuosité, le plus souvent vers la partie supérieure.

Une dernière recommandation qui a son importance est d'injecter la vaseline ni trop chaude ni trop liquide ; on évitera ainsi d'amener une réaction et de provoquer une escharre, ainsi que le signalent certains auteurs. Nous n'avons jamais rien observé de semblable.

En résumé, le procédé consiste surtout, abstraction faite des précautions de détail que nous venons d'indiquer, à injecter une ou plusieurs doses de vaseline sous la conjonctive de manière à constituer un moignon artificiel approprié à la profondeur de l'orbite qui doit recevoir l'œil artificiel.

L'art du clinicien consistera surtout à saisir l'endroit faible où il faudra faire, s'il est nécessaire, la seconde et la troisième injection, afin de rendre l'œil de verre aussi saillant que l'œil naturel, d'éviter et de corriger de la sorte les déformations résultant de l'ablation d'un organe aussi important pour l'esthétique de la physionomie que l'est le globe oculaire.

Figure I

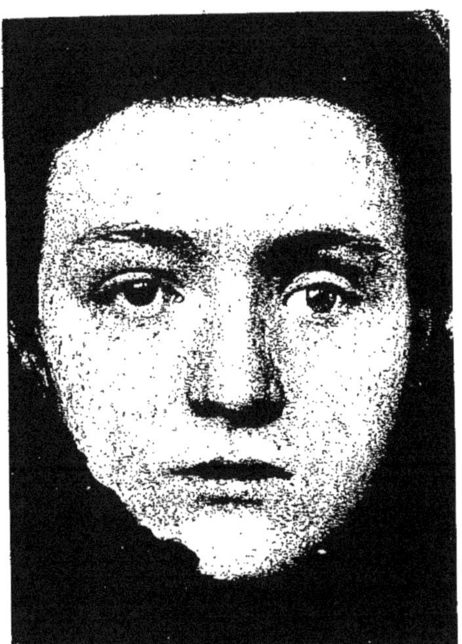

Avant l'injection

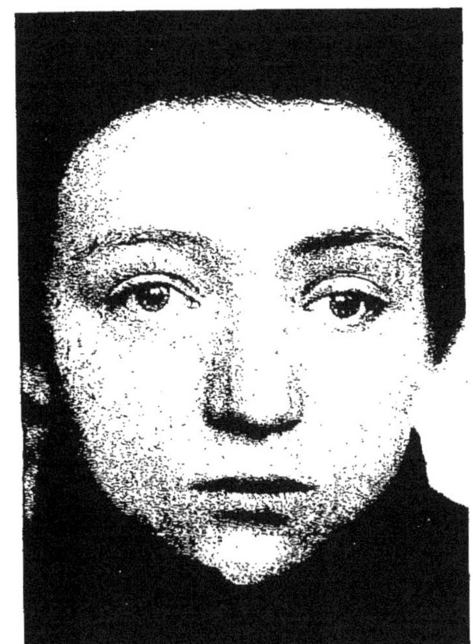

Après l'injection

Figure II

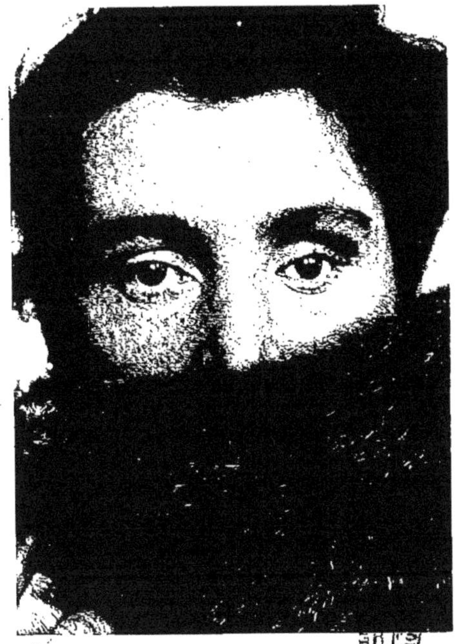

Avant l'injection

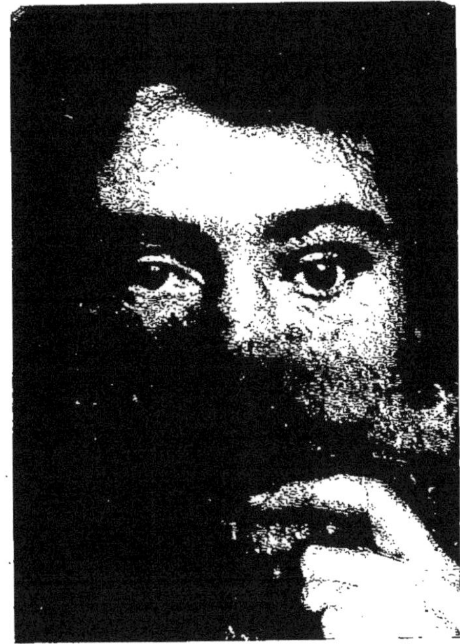

Après l'injection

Figure III

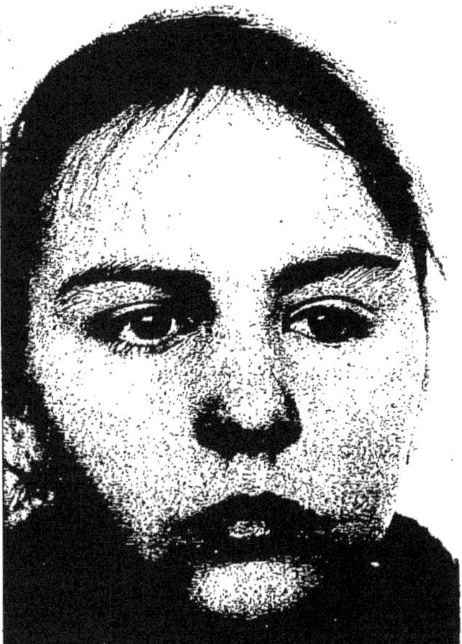

Avant l'injection

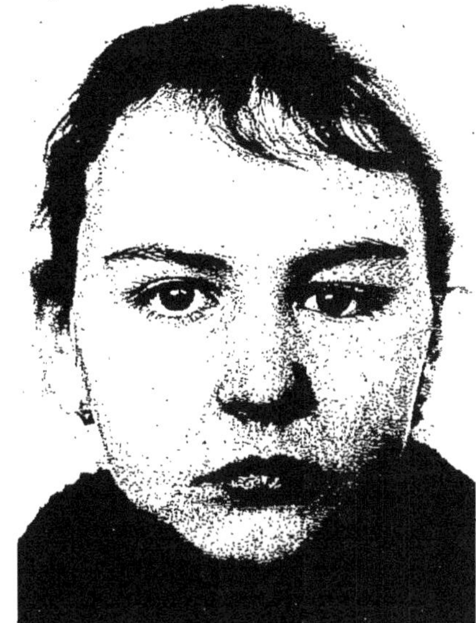

Après l'injection

Figure IV

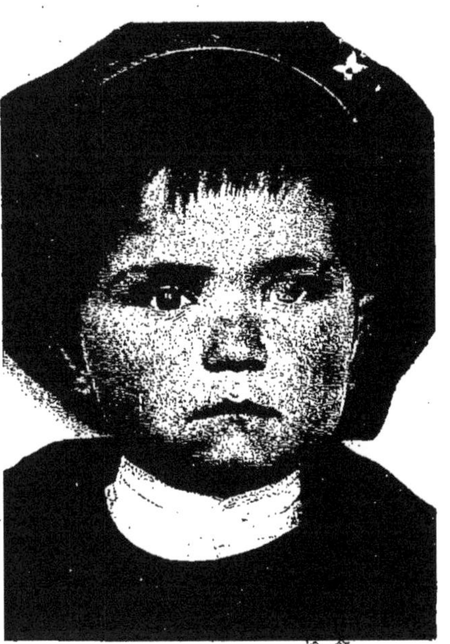

Avant l'injection

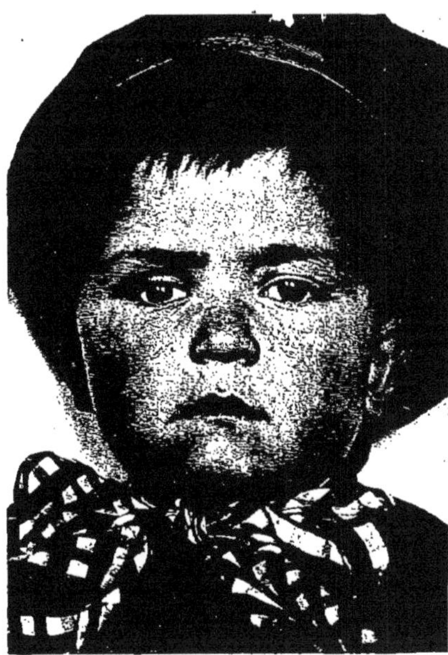

Après l'injection

CHAPITRE III

Observations.

Depuis le mois de janvier 1901, nous avons pu recueillir, au service de M. Rohmer, 32 observations. Nous donnons des 4 premières les photographies avant et après l'injection. C'est la seule raison qui nous leur ait fait donner cet ordre. Les 28 autres viennent dans l'ordre chronologique.

OBSERVATION I

Jeanne C..., 19 ans, atteinte d'atrophie de l'œil gauche avec destruction de la cornée, remontant à trois ans, vient à la clinique le 3 février 1902. Bien que ne ressentant aucune douleur du côté de son œil gauche, elle vient demander qu'on le lui énuclée, à seule fin de pouvoir ensuite trouver une place dans un magasin.

Quinze jours après l'opération le moignon étant parfaitement cicatrisé, on essaie un œil artificiel. Mais comme le moignon est petit, le pli de la paupière supérieure est accentué. Aussi lui fait-on le même jour une injection de vaseline et de paraffine de 1 cm³ 1/2, dans la partie supérieure du moignon. Jeanne C... a ressenti une légère douleur qui n'a persisté que deux heures après. Le moignon a alors une forme prismatique, à la palpation on a une sensation de rénitence. L'œil artificiel essayé nous montre que le pli a disparu. C'est ce que l'on pourra constater sur la figure n° 1. Les mouvements de l'œil sont plus étendus.

Le champ de fixation donne en chiffres : 30° au lieu de 20° en haut, 50° au lieu de 35° en bas, 20° au lieu de 15° du côté nasal, 40° au lieu de 30° du côté externe. La patiente est revenue le 13 avril 1902 avec un léger œdème de la conjonctive qui était disparu deux jours après. Le moignon avait gardé sa forme et son volume. La mobilité de l'œil était satisfaisante.

OBSERVATION II

J. L..., 26 ans, porte un œil artificiel depuis plusieurs années. Uu enfoncement disgracieux se voit sous l'arcade sourcilière de son œil droit.

Le moignon est peu mobile. Le champ de fixation donne dans le diamètre vertical 20° en haut, 25° en bas ; dans le diamètre horizontal 15° du côté nasal, 25° du côté externe. Le 6 décembre 1901, on fait une injection de vaseline de 2 centimètres cubes après avoir au préalable cocaïnisé le champ opératoire.

La malade n'a ressenti aucune douleur. Elle n'accuse qu'une légère sensation de chaleur. Pas d'œdème de la paupière. Huit jours après le moignon ne paraissant pas assez volumineux, on fait une nouvelle injection de vaseline de 1 centimètre cube. Cette fois le résultat est parfait ; le sillon de la paupière supérieure très marqué au début comme le représente la figure n° 2 (avant l'injection) est totalement disparu ainsi qu'on peut s'en rendre compte d'après la phototypie n° 2 (après l'injection). Le mouvement des yeux est de beaucoup plus étendu. En prenant le champ de fixation nous obtenons, en effet, 35° en haut, 45° en bas, 35° du côté nasal, 50° du côté externe. M. le professeur Rohmer qui a revu le sujet quatre mois après, s'est rendu compte que le bon résultat s'était maintenu. Plus de difformité choquante du côté de la paupière. L'œil droit suit largement l'œil normal dans tous ses mouvements.

OBSERVATION III

Louise V..., âgée de 10 ans, énucléée de l'œil gauche il y a trois ans pour atrophie du globe avec douleurs cycliques, vient le 29 janvier 1902 à l'hôpital, se plaignant de la difformité causée par son œil artificiel. Le moignon conjonctival est, en effet, petit ; aussi malgré la grosseur de l'œil de verre, il persiste à la paupière supérieure et sous l'arcade orbitaire un pli profond et disgracieux, phototypie n° 3 avant l'injection. Le champ de fixation donne 20° en haut, 25° en bas, 15° du côté nasal, 35° du côté externe. On propose une injection sous-conjonctivale de vaseline et paraffine. La mère ayant accepté, on injecte 2 centimètres cubes en plein moignon. On s'est contenté de cocaïniser la conjonctive cinq minutes avant l'opération.

L'enfant ne ressent aucune douleur et revient deux jours après. La phototypie n° 3, après l'injection, nous montre que le sillon de la paupière supérieure est disparu. En palpant le moignon, on sent une petite tuméfaction arrondie, élastique, nullement douloureuse et que l'on peut déformer par la pression. L'œil artificiel se moule parfaitement sur ce nouveau moignon et suit bien mieux les mouvements de l'œil sain. Le champ de fixation nous permet d'inscrire 20° en haut, 30° en bas, 20° du côté nasal, 40° du côté externe.

En somme, bon résultat.

OBSERVATION IV

Paul D..., âgé de 4 ans, a reçu à l'œil droit un coup de couteau qui amène à la suite une panophtalmie. On énuclée le 19 février. Il revient à l'hôpital le 17 mars. Le moignon bien cicatricé est peu volumineux. On essaie un œil de verre et l'on constate un pli très disgracieux de la paupière supérieure ainsi que le montre bien la phototypie n° 4 avant l'injection. Les mouvements de l'œil sont peu étendus. Le champ de fixation donne dans le diamètre vertical 25° en haut, 30° en bas ; dans le diamètre horizontal 15° du côté nasal, 25° du côté externe.

On fait une injection de vaseline et paraffine de 1 cm^3,5, dans la partie supérieure du moignon. Vu le jeune âge de l'enfant, l'injection se fait sous le cloroforme.

Huit jours après, quand l'enfant revient pour essayer un œil artificiel, le moignon fait une saillie suffisante. L'enfant après l'injection n'a ressenti, au dire de sa mère, aucune douleur ; il n'y a pas eu d'œdème de la paupière. On place l'œil artificiel, le sillon cadavérique de la paupière supérieure est disparu ainsi que le montre la phototypie n° 4 après l'injection.

Les mouvements de l'œil sont plus étendus, le champ de fixation donne, en effet, dans le diamètre vertical 25° en haut, 35° en bas, dans le diamètre horizontal 20° du côté nasal, 30° du côté externe.

Donc nous avons un résultat aussi satisfaisant que possible.

OBSERVATION V

Charles M..., 32 ans, énucléation de l'œil gauche pour phtisie et ramollissement suite d'irido chorovidite. Le 16 janvier 1901, après instillation de cocaïne, injection sous la conjonctive de 1 centimètre cube de vaseline. Le 21 janvier, nouvelle injection de 1 centimètre cube. Le 23 janvier on applique un œil artificiel. Le moignon paraît très bon, l'œil est mobile.

OBSERVATION VI

Jules C..., 44 ans, ayant reçu un éclat de fonte chaude dans l'œil gauche, il s'en est suivi une panophtalmie et l'on a dû faire l'exentération de cet œil le 4 janvier 1901. Revient à la consultation le 4 février. Bien qu'on ait fait l'exentération, le moignon est aplati et ressemble à celui qui succède à l'énucléation. On fait une injection de 1 centimètre cube de vaseline. Le 6 février, le moignon ainsi formé est très bon, un peu trop saillant peut être à sa partie médiane, sa forme générale est pyramidale. L'œil artificiel appliqué est au même niveau que l'autre, la paupière supérieure ne forme plus de sillon profond. Toutefois, le malade a un peu de strabisme interne de l'œil gauche.

OBSERVATION VII

Joséphine V..., 14 ans, énucléation de l'œil gauche pour buphtalmie. Opérée le 9 janvier 1901, elle revient à la consultation le 12 février demander un œil artificiel. On fait dans le moignon une injection de 1 centimètre cube de vaseline. Le 18 février on constate que le moignon n'est pas encore assez volumineux ; on propose une nouvelle injection, la malade refuse. On applique un œil artificiel, le résultat n'est pas très bon, la paupière supérieure fait un sillon assez profond. On engage vivement la malade à revenir afin de compléter son moignon artificiel.

OBSERVATION VIII

Victor A..., 65 ans, rupture du globe par éclat de fonte, panophtalmie consécutive ; on fait l'énucléation de l'œil gauche le 1er février 1901. Il revient le 18 février, on lui fait une injection de vaseline de 2 centimètres cubes. Le 27 février, le moignon n'étant pas suffisant on injecte de nouveau 1 centimètre cube. On obtient un bon résultat.

OBSERVATION IX

Delphine F..., 30 ans, a subi en janvier 1901 l'énucléation de l'œil gauche pour panophtalmie. Revient le 8 février, on fait une injection de 2 centimètres cubes de vaseline. Le moignon est devenu assez volumineux pour que le pli de la paupière supérieure soit disparu.

OBSERVATION X

Joseph H..., 33 ans, énucléation de l'œil gauche pour phtisie du globe. Le 4 mars, injection de 2 centimètres cubes de vaseline dans le moignon. Le moignon n'est pas encore assez saillant ; une deuxième injection donne de bons résultats.

OBSERVATION XI

Théophile L..., 32 ans, vient à la clinique avec atrophie et phtisie de l'œil gauche. On lui fait l'énucléation, et le 15 février une injection sous-conjonctivale de 1 cm^3,5 de vaseline stérilisée. Le moignon est bien régulier, on met l'œil artificiel. On ne constate pas de difformité. Revenu le 22 janvier 1902, le moignon avait gardé le volume primitif. Le résultat esthétique s'est maintenu.

OBSERVATION XII

Hélène C..., 27 mois, énucléation de l'œil droit pour atrophie. Le 25 mars injection de 1 cm^3,5 de vaseline. Le moignon est suffisant.

OBSERVATION XIII

Antonioz B..., 9 ans, atrophie de l'œil droit consécutive à un traumatisme. Enucléation le 13 mars. Le 12 avril injection sous la conjonctive de 2 centimètres cubes de vaseline. L'œil artificiel appliqué, on ne constate pas de sillon de la paupière supérieure. Les mouvements ne sont pas cependant bien étendus. L'œil est un peu enfoncé. Le 15 avril nouvelle injection de 1 centimètre cube.

Bon résultat.

OBSERVATION XIV

Firmin G..., 54 ans, énucléation de l'œil gauche pour phtisie datant de l'enfance. Le 12 avril, injection de 1 centimètre cube de vaseline dans le moignon. La partie interne du moignon est bien remplie, mais la partie externe est affaissée ; on injecte de ce côté 1 centimètre cube de vaseline. Bon résultat, pas de pli palpébral, mouvements de l'œil étendus.

OBSERVATION XV

Claire J..., 18 ans, iridocyclite de l'œil droit, énucléation le 29 avril. On injecte 1 centimètre cube de vaseline. Résultat incomplet, l'œil est trop enfoncé. Nouvelle injection de 1 centimètre cube, le résultat est bon.

OBSERVATION XVI

Armand A..., 21 ans, énucléation de l'œil gauche le 29 mars. Injection de 2 centimètres cubes de vaseline. Le moignon n'est pas assez volumineux. Nouvelle injection de 1 centimètre cube à la partie externe. On ne constate plus de pli palpébral.

OBSERVATION XVII

Léonie V..., 16 ans, énucléation de l'œil droit. Le 17 juin, injection de 1 cm^3,5 de vaseline stérilisée. Le moignon coiffé de son œil artificiel tend bien la paupière supérieure.

OBSERVATION XVIII

Édouard E..., 50 ans, énucléation de l'œil gauche. Le 19 juin, injection de 1 centimètre cube de vaseline. N'a pas été revu.

OBSERVATION XIX

Marie M..., 58 ans, panophtalmie de l'œil droit, suite de traumatisme. Énucléation le 19 juin. L'œil est très enfoncé. Il faut 3 centimètres cubes de vaseline pour faire un moignon capable de faire disparaître le pli disgracieux de la paupière supérieure. Revue en mars 1902, le moignon est resté le même qu'après l'injection. Les mouvements de l'œil sont assez étendus.

OBSERVATION XX

Georges L..., 17 ans, exentération en juin 1895. Énucléation le 15 juin 1901. 2 centimètres cubes de vaseline sont injectés en plein moignon. On a un bon résultat. Revenu le 10 juillet à la clinique pour conjonctivité blennorhagique, le moignon avait gardé sa forme.

OBSERVATION XXI

Mlle C..., 23 ans, exentération ancienne. Le pli de la paupière est cependant très marqué. On fait le 5 juillet une injection de 1 cm^3,5 de vaseline stérilisée; le résultat obtenu est parfait. Les mouvements de l'œil sont très étendus. Le pli est tout à fait disparu.

OBSERVATION XXII

Louis P..., 16 ans, panophtalmie de l'œil gauche. Énucléation le 29 septembre. Injection de 2 centimètres cubes dans la partie supérieure du moignon. Après l'application de l'œil artificiel on note la disposition du pli palpébral. L'œil se mobilise parfaitement. Nous avons revu le médecin du jeune homme cinq mois après l'injection. Il nous a dit que le moignon était resté tel, que le pli palpébral n'était pas reparu.

OBSERVATION XXIII

Caroline S..., 43 ans, iridocyclite de l'œil gauche, énucléation le 30 septembre. Injection de 2 centimètres cubes de vaseline. Bon résultat, pas de pli palpébral.

OBSERVATION XXIV

9 octobre. Auguste C..., 48 ans, énucléation consécutive à une panophtalmie de l'œil gauche. Injection de 2 centimètres cubes de vaseline dans la partie supérieure du moignon. Deux jours après légère inflammation conjonctivale qui disparaît par quelques lavages à l'eau boriquée. Après l'application de l'œil artificiel on constate la disparition du pli de la paupière. Les mouvements de l'œil sont assez étendus.

OBSERVATION XXV

Albert R..., 19 ans, a reçu un coup de pistolet dans l'œil gauche. Enucléation le 8 novembre. Quinze jours après, injection de 2 centimètres cubes de vaseline. Le moignon est suffisant.

OBSERVATION XXVI

Marcelle M..., 6 ans, buphtalmus. Enucléation de l'œil droit le 9 novembre. Injection de vaseline de 2 centimètres cubes. On essaie un œil artificiel. Pas de pli palpébral. Les mouvements de l'œil sont très étendus.

OBSERVATION XXVII

Mme Michel L..., 60 ans, énucléation de l'œil droit le 16 novembre. 2 centimètres cubes de vaseline sont injectés. On obtient un beau moignon sur lequel se moule très bien l'œil artificiel. Le résultat esthétique est bon.

OBSERVATION XXVIII

Lucie W..., 14 ans, a reçu un coup de couteau, énucléation de l'œil gauche le 6 décembre. On fait une première injection de 1 cm,5 de vaseline. Le résultat est incomplet, on fait une nouvelle injection de 1 centimètre cube, cette fois le pli palpébral est disparu. Les mouvements de l'œil sont étendus.

OBSERVATION XXIX

Morche, 40 ans, énucléation de l'œil gauche. Injection de 2 centimètres cubes de vaseline en plein moignon. Bon résultat.

OBSERVATION XXX

Marie C..., 50 ans, a reçu une pierre dans l'œil gauche, ponophtalmie, l'énucléation est faite le 5 février 1902. Elle revient dans les premiers jours de mars ; la cicatrice est parfaite, mais le tissu graisseux du fond de l'orbite n'étant pas volumineux il en résulte que la paupière supérieure forme au-dessous de l'arcade sourcilière un repli profond de presque 1 centimètre. Les mouvements de l'œil sont très rétrécis. On fait une injection de paraffine et de vaseline de 3 centimètres cubes. Deux jours après en appliquant l'œil artificiel on constate que le pli disgracieux a presque totalement disparu et que l'œil se mobilise bien.

OBSERVATION XXXI

Lucien G..., 22 ans, a perdu l'œil droit à la suite d'une explosion de mine. On fait l'énucléation. Quinze jours après on fait une injection de 2 centimètres cubes de vaseline et paraffine. Le soir de l'opération le malade a ressenti quelques douleurs, mais il a dormi la nuit. Deux jours après on constate que le moignon est beau et que le pli est disparu.

OBSERVATION XXXII

Marie D..., 24 ans, énucléation de l'œil gauche le 27 mars. On fait une injection de 2 centimètres cubes de paraffine et vaseline le 14 avril. Pas de douleurs. L'œil artificiel appliqué sur le moignon renforcé nous donne un bon résultat.

CHAPITRE IV

Résultats opératoires.

Pour bien juger des résultats obtenus, il est bon de faire la comparaison entre l'œil artificiel appliqué directement sur le moignon de l'énucléation avant l'injection, et l'œil artificiel appliqué une fois l'injection de vaseline faite. C'est toujours ainsi que nous avons procédé pour tous nos malades, ainsi que l'indiquent les photographies jointes à notre travail. Nous ne parlerons pas spécialement de l'œil exentérié, l'injection de vaseline étant également souvent nécessaire dans ce cas. L'exentération n'étant d'ailleurs bien souvent qu'un pis aller, elle ne suffit pas à elle seule la plupart du temps pour donner un beau moignon.

Quel est donc l'aspect de la physionomie une fois l'énucléation faite et l'œil artificiel appliqué ?

L'énucléation détruit l'harmonie et la symétrie de la face.

Le vide qui résulte de la perte de substance de l'orbite produit un enfoncement très disgracieux de la paupière supérieure ; sous l'arcade sourcilière, on voit une difformité des plus choquantes, un sillon analogue à celui que l'on trouve sur le cadavre et que rien ne peut corriger (sillon cadavérique).

Ce pli qui existe sous l'arcade sourcilière peut être

très profond. Sur une femme âgée de 50 ans (observation XXX), il atteignait près d'un centimètre.

La paupière inférieure ne présente, en général, rien de particulier. Elle a quelquefois une tendance à s'affaisser et à se renverser en dehors, surtout quand le cul de sac conjonctival est rétréci et que l'œil artificiel a un rayon de courbure trop fort.

Nous ne nous occuperons pas des autres plis que peuvent présenter les paupières. Certains plis que l'on trouve chez des sujets gras n'existant pas chez des sujets maigres, d'autres plis n'apparaissant qu'avec l'âge. Ces plis ne détruisent d'ailleurs en rien l'harmonie de la face.

Après l'énucléation, nous observons aussi que les mouvements de l'œil sont très restreints. Ce sont les muscles droits conservés avec la conjonctive et formant moignon qui donnent les mouvements. Or, l'œil artificiel n'étant pas bien moulé sur ce moignon, n'a que des mouvements de peu d'étendue, sinon pas du tout.

Pour se rendre compte dans quelle mesure se déplace l'œil, nous avons pris comparativement les champs de fixation de l'œil normal et de l'œil artificiel mû par le moignon avant et après l'injection. Nous nous sommes servi de la méthode objective : dans ce but, on observe sur la cornée en mouvement, l'image d'une flamme que l'on promène le long d'un arc périmétrique, et l'on inscrit ensuite sur un tracé de champ visuel les résultats obtenus. D'habitude un œil normal donne comme chiffres, dans le diamètre vertical 60° en haut, 80° en bas; dans le diamètre horizontal 50° du côté nasal, 80° du côté externe. Après une énucléation, l'œil artificiel donnera 15° en haut, 20° en bas, 10° du côté nasal, 20° du côté externe.

Qu'obtient-on une fois l'injection faite ?

Généralement le pli palpébral est disparu. S'il persiste encore un peu après la première injection, on en recommencera une deuxième. On constate alors que l'harmonie et la symétrie de la face sont rétablies. L'individu qu'un patron n'acceptait pas à cause de son infirmité, retrouvera un emploi, son infirmité étant parfaitement dissimulée. Les rapports sociaux de cet homme seront facilités. Sa difformité n'existant plus, il ne sera plus la risée de ses camarades d'atelier. Cette prothèse en vaseline pourra tromper à une certaine distance l'observateur le plus attentif. L'œil artificiel sera bien maintenu par le moignon et, par suite, il y aura moins de frottements pénibles, moins d'irritation conjonctivale. Le mouvement des paupières sera parfaitement régularisé et, par suite, l'écoulement des larmes se fera par les voies naturelles ; les larmes ne stagneront plus dans le cul de sac conjonctival inférieur.

La faible épaisseur de la coque en émail de l'œil artificiel permettra des excursions plus étendues. Souvent cet œil suivra si parfaitement l'œil normal dans tous ses mouvements qu'il ne sera que difficilement reconnu par le plus habile observateur. Le champ de fixation donne, en effet, dans tous les diamètres des mesures plus grandes, très notables dans certains cas.

Au lieu d'avoir inscrit sur le tracé : diamètre vertical,

au lieu de 15° en haut, 20° en bas, on aura 30° en haut, 45° en bas ; diamètre horizontal, au lieu de 10° du côté nasal et 20° du côté externe, on aura 25° et 45°.

On ne peut donc, sous ce rapport, que se féliciter des résultats obtenus.

CHAPITRE V

Complications.

Ainsi qu'on vient de le voir dans les chapitres précédents, les résultats esthétiques produits par les injections de vaseline ont toujours été satisfaisants, et il n'y aurait réellement aucune objection à faire à cette méthode, si l'on n'avait publié quelques observations relatant des accidents directement inhérents à la pénétration de la vaseline dans le tissu cellulaire sous-cutané ou sous-conjonctival.

Le principal, et l'on peut dire, le seul de ces accidents, consiste en la production *d'embolies* vasculaires consécutives à la pénétration de vaseline dans le torrent circulatoire.

C'est ainsi que le Dr Brockaert, de Gand, rapporte dans la *Clinique ophtalmologique* du 10 décembre 1901, que Pfannenstiel, de Breslau, avait eu un insuccès complet. A la suite d'une extirpation de l'urèthre chez une femme, il avait fait une injection de vaseline au pourtour du col vésical pour empêcher l'incontinence d'urine survenue à la suite de l'opération. Huit jours après la femme eut une embolie pulmonaire. Elle guérit mais le résultat de l'injection fut nul. Toute la vaseline avait été entraînée dans le torrent circulatoire, l'incontinence d'urine persista. Pour défendre la méthode, Gersuny répondit que l'injection avait été faite trop peu de temps après l'opération, dans un tissu très vascularisé. La vaseline n'avait pas eu le temps de se solidifier.

Halban aurait eu également quelques insuccès. M. Leser (18), dans une communication à la Société de Médecine de Hambourg, relate un nouvel exemple d'embolie de la veine ophtalmique consécutive à une injection de vaseline.

« Il s'agit d'un pharmacien présentant depuis son enfance un effondrement complet des os du nez, par chute violente sur la face auquel, à l'effet de restaurer la saillie nasale, on pratiqua deux injections sous-cutanées de paraffine. Après la seconde injection, cet homme fut pris de collapsus qui ne se dissipa que sous l'influence de piqûres d'éther et de manœuvres de respiration artificielle. Puis survinrent des vomissements, une cécité complète de l'œil gauche qui par suite présenta de l'œdème des paupières avec larmoiement, rougeur de la conjonctive, infiltration sanguine de l'iris, quelques synéchies iriennes et hypotonie du globe oculaire. Ces phénomènes réactionnels se dissipèrent assez rapidement, mais l'amaurose fut définitive. » Le résultat esthétique au point de vue de la réfection du nez fut parfait. M. Leser estime que la vaseline après être entrée dans la veine dorsale du nez pénétra dans la veine ophtalmique dont elle occasionna l'occlusion.

Ces quelques complications ne doivent pas cependant faire abandonner cette méthode prothétique. D'abord, elles sont très rares. De plus, en remplaçant la vaseline par une paraffine fondant à une température plus élevée et se solidifiant très vite on empêche la production d'embolies. Eckstein qui fit plus de cent injections de paraffine n'eut jamais le moindre inconvénient et toujours un plein succès esthétique.

De notre côté nous n'avons jamais rien observé de semblable chez nos opérés. Quoiqu'il en soit, l'attention étant attirée sur la possibilité de pareils accidents, il sera bon, pour les éviter, d'employer toujours le mélange de vaseline et de paraffine et non de vaseline pure dont les gouttelettes risquent davantage de passer dans le torrent circulatoire et d'amener des accidents soit dans le voisinage immédiat de l'endroit où a été pratiquée l'injection, soit dans une région et un organe plus éloignés. D'autre part, une excellente précaution recommandée par Gersuny, et qui nous paraît très logique, consiste à bien laisser se cicatriser la plaie opératoire, afin d'être certain qu'on fera l'injection dans les mailles du tissu cellulaire et non dans un tissu cruenté présentant encore des vaisseaux béants dans la lumière desquels la vaseline liquéfiée et injectée sous une certaine pression, risque de pénétrer et de filer dans le torrent circulatoire.

CHAPITRE VI

Expérimentation.

Il restait une chose intéressante, à connaître, c'est la destinée de la vaseline incluse dans le tissu sous-conjonctival. Nous avons cherché à nous en rendre compte et pour cela nous avons fait sur la grenouille et sur le lapin des injections sous-cutanées de vaseline, puis dans une autre série d'expériences des injections de vaseline et de paraffine.

Nous avions voulu essayer également de faire des injections à des cobayes, mais nous n'avons pu terminer notre expérimentation, un accident ayant fait disparaître les cobayes. Le temps nous manque, c'est pourquoi nous nous contenterons de signaler les résultats obtenus sur la grenouille et sur le lapin.

1re *Expérience.* — Le 28 octobre 1901, on injecte sous la peau du ventre d'un lapin 4 centimètres cubes de vaseline stérilisée du côté droit, 5 centimètres cubes du côté gauche. Le 5 novembre, on lui énuclée l'œil droit et on fait une suture en bourse. Quinze jours après, croyant la cicatrice faite, on essaye une injection sous-conjonctivale de vaseline mais la suture n'avait pas tenu, la vaseline est expulsée aussitôt presque en totalité.

Un mois après, on ne percevait plus sous le ventre du

lapin que deux petites tuméfactions grosses comme un pois au niveau de l'injection.

Trois mois après l'opération, en palpant le ventre du lapin au même endroit, on ne perçoit plus de différence avec le restant de la peau.

Le 10 avril 1902, c'est-à-dire plus de cinq mois après l'injection, en disséquant le lapin on ne trouve plus de trace de la vaseline, mais une quantité de graisse plus épaisse et plus ferme qu'ailleurs, cela également des deux côtés.

En décollant la capsule de Ténon de l'œil énucléé, nous avons essayé de fixer le moignon par l'alcool en vue d'un examen microscopique ultérieur. Celui-ci n'ayant pu avoir lieu, nous nous sommes contentés de faire deux ou trois coupes macroscopiques de la pièce en question ; dans une partie de la coupe se trouvait un petit espace occupé par une substance ayant tous les caractères de la vaseline.

L'expérience porterait à croire à la résorption de la vaseline chez le lapin dans un temps relativement court. Ajoutons que la température du lapin est supérieure à celle de l'homme, égale à la température de fusion de la vaseline. La masse injectée ne se solidifiant pas on comprendra facilement qu'il ne faut pas déduire du lapin à l'homme.

Nous allons parler d'une deuxième série d'expériences sur la grenouille.

Le 16 novembre, 4 grenouilles sont injectées.

La grenouille n° I reçoit dans le sac lymphatique dorsal 1 centimètre cube de vaseline.

Le n° II en reçoit 2 centimètres cubes.

Le n° III, 1 cm^3,5.

Le n° IV, 2 centimètres cubes.

L'injection se fait facilement, le tissu sous-cutané de grenouille étant très lâche à ce niveau.

Quinze jours après, en disséquant la grenouille n° I on retrouve intacte la masse de vaseline injectée, étalée d'une façon régulière sous la couche profonde du derme. Pas d'adhérence avec la peau, la vaseline s'énuclée très facilement par son propre poids.

Le 16 décembre, la grenouille n° II disséquée nous montre également toute la vaseline en place. De ci, de là, quelques travées conjonctives englobant des vaisseaux et de petits filets nerveux traversent la masse de vaseline. C'est d'ailleurs l'état normal de la région. Il n'y a pas d'enveloppe autour de la vaseline.

La grenouille n° III, examinée deux mois après l'injection, présente macroscopiquement au niveau de l'injection le même aspect que la grenouille n° II.

Pour faire l'analyse histologique, et pour essayer de conserver la vaseline dans les coupes, nous faisons une inclusion au savon après fixation. Nous y renonçons après plusieurs tentatives, le savon n'acquérant pas la consistance nécessaire pour les manipulations ultérieures.

Le 3 avril, la quatrième grenouille est disséquée. Toute la masse de vaseline est intacte. On prélève pour les fixer deux portions de la peau de la grenouille située directement au niveau de la vaseline. Une portion est fixée par le formol picroacétique (liquide de Bouin), l'autre par le liquide de Flemming. On monte à la paraffine par la méthode ordinaire. Les coupes sont colorées d'une part à l'hématoxyline et éosine orange, d'autre part à la safranine anilinée de Babes.

En examinant ces coupes au microscope on constate peu de signes de réaction du côté du tissu conjonctif situé sous la face profonde du derme. Par ci, par là, au niveau des troncs nerveux et des groupes vasculaires pénétrant vers les couches profondes de l'épiderme, on aperçoit de petits amas fortement colorés par l'orange et qui renferment à leur intérieur de nombreux globules blancs. Ces globules diapédétiques sont situés au milieu de grosses granulations fibrineuses lesquelles cependant ne présentent à leur niveau que très peu de tendance à l'organisation. Les cellules du tissu conjonctif ne montrent guère de trace d'irritation, et il est impossible d'apercevoir des néoformations fibreuses au sens propre du mot, limitant la zone envahie par la vaseline. De cette dernière on n'aperçoit naturellement aucun vestige, étant donné la manipulation subie par la préparation, qui a dû passer à plusieurs reprises dans le xylol, excellent dissolvant de la vaseline.

Comme la vaseline ne laisse aucun résidu visible, nous avons pensé qu'en broyant de l'encre de chine ou du carmin avec la vaseline pour en faire une masse colorée, on arriverait plus nettement au résultat cherché. Nous avons remplacé aussi la vaseline par un mélange de paraffine et de vaseline, dont nous avons déjà parlé dans notre chapitre de technique opératoire, et nous le conseillons de préférence à la vaseline pure.

3e *Expérience*. — Le 2 avril 1902 nous injectons un demi centimètre cube du mélange de paraffine et de vaseline ââ sous la peau du dos d'une grenouille, nous faisons de même une injection de quelques gouttes du mélange sous la peau de la cuisse.

Le 15 avril, en disséquant cette grenouille nous trouvons à l'endroit de l'injection une masse moins aplatie et plus compacte. A la cuisse, l'injection a filé sur l'aponévrose. Nous détachons une partie de la peau du dos au niveau de l'injection, et le muscle de la cuisse sous l'aponévrose duquel s'est logée la paraffine. Les deux pièces sont fixées l'une dans le formol picroacétique, l'autre dans le liquide de Flemming. Montage à la paraffine par la méthode ordinaire. Coloration des coupes à l'hématoxyline et éosine orange.

En examinant la pièce provenant de la peau du dos, nous trouvons les mêmes résultats que dans la précédente expérience.

Les leucocytes diapédétiques au niveau de la face profonde du derme sont chargés de granulations noirâtres qui représentent les particules d'encre de chine incorporées à la paraffine. Celles-ci se distinguent facilement des granulations pigmentaires des chromoblastes qu'on peut rencontrer au même endroit et avec lesquelles la confusion pourrait se faire au premier abord. On trouve également des granulations et des particules fibrineuses, courant d'une manière discontinue le long des travées conjonctives avoisinant l'espace contenant le mélange injecté. Sur les travées conjonctivales on trouve des signes de prolifération, c'est-à-dire une multiplication des noyaux des cellules fixes du tissu conjonctif. Les noyaux présentent çà et là des phénomènes de division directe, témoignant de la réaction de ces éléments au processus irritatif.

Les mêmes phénomènes se retrouvent plus accentués et nettement visibles dans la région de la cuisse ou a été poussée l'injection chez la même grenouille. L'injection a pénétré sous l'aponévrose et a fusé à travers les faisceaux musculaires ; elle est limitée à la partie externe par l'aponévrose d'enveloppe du muscle. On aperçoit nettement la cavité où était contenue le mélange de paraffine et de vaseline dissout au cours des manipulations. Disséminées au milieu de cet espace paraissant vide, on rencontre quelques cellules lymphatiques mono et polynucléaires, dont quelques-unes renferment encore des particules d'encre de chine. Ce fait indique nettement que la masse de vaseline a été pénétrée par les cellules lymphatiques qui ont phagocité à son intérieur les particules d'encre de chine. A la périphérie, sur les confins de l'injection, on trouve des masses fibrineuses qui pénètrent jusque dans les interstices musculaires avoisinants, dont l'épaisseur varie selon la région examinée. Elles semblent homogènes par place ; dans d'autres, elles ont un aspect grenu et même fibrillaire. Enfin, on peut constater la présence de fissures à l'intérieur de cette paroi fibrineuse qui limite l'injection. Au milieu de ces fissures, se trouvent d'une part, des globules blancs, et d'autre part, des cellules aplaties s'étalant à la surface de la travée fibrineuse et qui ont des caractères semblables à ceux des cellules fixes du tissu conjonctif. Leur noyau petit est fortement chromatique. Le protoplasma se colore d'une façon intense par les teintures basiques. Le tissu conjonctif des fentes intermusculaires et celui qui pénètre au niveau des expansions interfasciculaires de l'aponévrose, présentent des signes de prolifération manifeste. Les noyaux, en beaucoup d'endroits, subissent la division directe, et cette multiplication donne naissance à des fibrilles néoformées qui entrent en connexion intime avec la masse fibrineuse décrite précédemment, la pénétrant même par ci par là à sa périphérie. De nombreux leucocytes issus des capillaires avoisinant le lieu de l'injection, parsèment la coupe de cette région, se montrant particulièrement abondante à l'intérieur de l'exsudation fibrineuse englobant la masse injectée. Une certaine quantité d'entre eux renferme des particules d'encre de chine.

En somme, il est permis d'affirmer que la masse injectée a provoqué à sa périphérie l'exsudation d'un liquide ayant laissé déposé de la fibrine en même temps que se faisaït une diapédése intense amenant la pénétration de la masse injectée par des leucocytes phagocytes.

Secondairement, se fait une irritation conjonctive dont nous n'avons pu suivre que le début, étant donné le peu de temps que nous avons dû consacrer à l'expérience.

De tout ce qui précède, il est très difficile de tirer des conclusions précises au sujet de la destinée de la vaseline injectée, étant donné l'impossibilité dans laquelle on se trouve pour différencier microscopiquement cette vaseline.

Cependant, nous croyons que l'incorporation de particules colorées, telles que carmin, encre de chine, etc., et pouvant persister à la suite des manipulations techniques, permet dans une certaine mesure de se rendre compte des processus réactionnels qui se passent dans la zone où a pénétré l'injection. C'est ainsi que nous avons pu nettement constater la pénétration de phagocytes jusqu'au milieu de la substance injectée.

Ces phagocytes englobent les corpuscules colorés, incorporés à la masse ; en est-il de même pour la substance (vaseline ou mélange de paraffine et de vaseline) qui a servi à l'injection ?

Nous n'osons l'affirmer. Tout ce que nous pouvons dire, c'est que l'injection de vaseline pure ne semble provoquer que très peu de réaction de la part des éléments atteints par l'injection ; l'exsudation est peu intense et le tissu conjonctif avoisinant réagit très faiblement sous l'influence de cette irritation. Avec le mélange de paraffine et de vaseline, par contre, ces phénomènes sont plus accentués et se traduisent nettement au microscope par une exsudation plus abondante, laissant déposer une grande quantité de fibrine tout autour du produit injecté, ainsi que par une tendance manifeste de cette enveloppe fibrineuse à se laisser envahir par les éléments conjonctifs voisins qui se multiplient en vue d'une organisation fibreuse.

Cette réaction conjonctive dont nous n'avons pu observer que le début semble se produire au bout d'un temps assez long ; de nouvelles expériences seraient nécessaires pour préciser ce point.

Cependant nous pouvons dire qu'ici nous sommes complètement d'accord avec Eckstein, qui a expérimenté sur le même sujet et dont le Dr Brockaert, de

Gand, donne relation dans le numéro du 10 décembre de la *Clinique Ophtalmologique*. Eckstein dit qu'il se forme autour de la paraffine une capsule conjonctive. La paraffine se trouverait pour ainsi dire enkystée.

Nous terminerons notre travail par quelques conclusions.

CHAPITRE VII

Conclusions.

1° Les procédés destinés à favoriser la prothése oculaire par inclusion d'un corps étranger quelconque (organique ou inorganique) employés jusqu'à ce jour, n'ont donné que des résultats incertains, parce qu'ils ne permettent pas de doser la saillie à donner au moignon pour que l'œil artificiel soit au même niveau que l'œil encore sain ;

2° Seules, les injections d'un mélange de vaseline et de paraffine permettent ce dosage. Elles constituent un procédé parfait et à peu près inoffensif, grâce auquel on peut obtenir un moignon conjonctival idéal ;

3° La technique des injections de vaseline et de paraffine est des plus simples, et presque indolore pour l'opéré ;

4° Les recherches expérimentales ne permettent pas d'affirmer la durée de la persistance à l'intérieur des tissus de la vaseline injectée. Elle semble se résorber très vite chez le lapin. Chez la grenouille elle persiste. La vaseline ne provoque que très peu de réactions irritatives, tandis que le mélange de paraffine et de vaseline est le point de départ d'une prolifération du tissu conjonctif qui amène l'enkystement de la paraffine. Chez l'homme, les moignons injectés que nous avons revus même un an après l'injection étaient restés tels ;

5° On a signalé quelques rares accidents d'embolies produites chez des malades à qui on avait fait des injections de vaseline dans le tissu cellulaire sous-cutané, mais cela dans des cas d'injection faite à un moment trop rapproché de l'opération, alors que la cicatrisation des tissus n'avait pas encore eu le temps de se faire et la lumière des vaisseaux de s'obstruer. Le mélange de paraffine et de vaseline n'a jamais jusqu'ici déterminé d'accidents.

INDEX BIBLIOGRAPHIQUE

1. De Wecker et Landolt. — Traité d'ophtalmologie, t. IV.
2. Chibret. — Revue d'ophtalmologie, 1885.
3. Rohmer. — Congrès français de chirurgie, 2e session (Archives d'ophtalmologie, t. VII, 1887).
4. Bradfort. — Med. et surg. journ., 1885.
5. May. — Med. Record, 1886.
6. Rampoldi et Faravelli. — Annali di ophtalmol., 16e année.
7. Mules. — Opht. Soc. of. U. Kingd, 1885.
8. Verrey. — Soc. française d'Opht., 1898 (Suisse romande, 1898).
9. Lang. — Communication à la Soc. d'Opht. du R.-Uni, 1887.
10. Belt. — Medic. News, juin 1896.
11. Hamilton. — Edimburg Med. Journ., nov. 1881.
12. Baraban et Rohmer. — Archives d'ophtalmol., 1887.
13. Valude. — Revue Générale des Sciences, t. IX, 1898.
14. Boiadjeff. — Thèse de Nancy, 1899.
15. Gersuny. — Semaine médicale, décembre 1900.
16. Rohmer. — Clinique Opht., 25 février 1901.
17. Pfaunenstiel, Brockaert, Eckstein. — Cliniq. Opht., 10 décembre 1901.
18. Bulletin Médical, 16 avril 1902.

www.ingramcontent.com/pod-product-compliance
Ingram Content Group UK Ltd.
Pitfield, Milton Keynes, MK11 3LW, UK
UKHW020442180726
13839UKWH00004B/1581

9 782329 162249